10 consejos prácticos y 10 plantas aromáticas y 10 flores para tener un sueño saludable

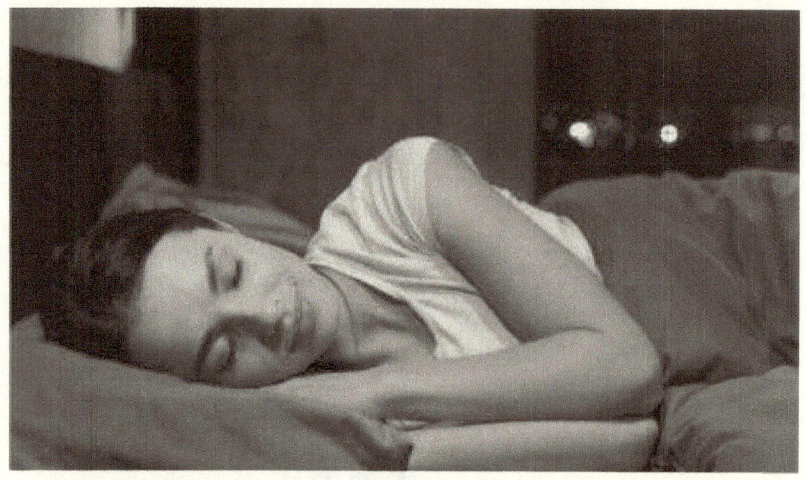

Tener sueño saludable es cada vez más escasos en las ciudades y en las grandes poblaciones por el ritmo frenético del día a día y el cambio de los hábitos saludables perdidos en el tiempo y transformados por diferentes objetivos, generalmente, por no decir siempre; en vía contraria a lo que debe ser tener calidad de vida que siempre se da en comodato y en cambio de la subsistencia.

Y no debería ser debemos tener equilibrio dinámico entre ambas tendencias, ¿cómo lograrlo? He aquí una serie de consejos valiosos para obtener ese balance fundamental para la vida a lo que se refiere esas 6 a 8 horas de sueño diario que deberíamos tener todos los días de nuestra existencia.

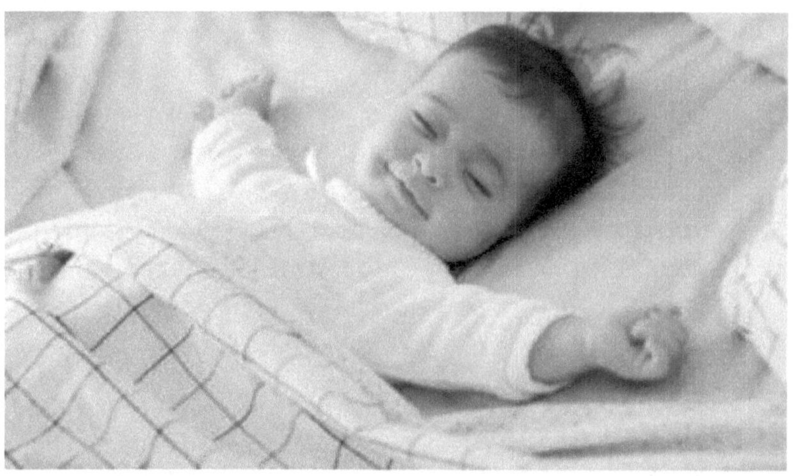

LA NECESIDAD DEL SUEÑO PARA NUESTRA SALUD.

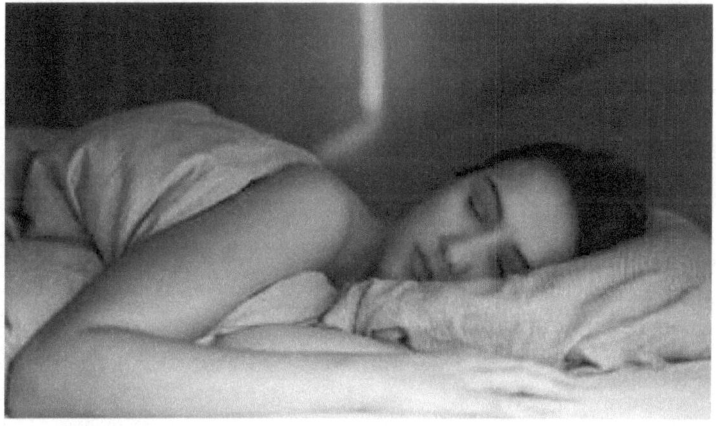

La vida del hombre en la tierra se adecúa a los ritmos que nos plantea el planeta que habitamos, tenemos días y noche en nuestra tierra o lo que antes de la invención de la bombilla eléctricas y sus lúmenes, tenemos horas de luz y de oscuridad, que se respetaban, así como los animales diurnos la respetan y la siguen. Existen ritmos biológicos naturales ligados a nuestra reacción a la presencia de luz y de oscuridad, los llamados ritmos circadianos y son eventos biológicos sincronizados con nuestro metabolismo, a nuestra emocionalidad y la presencia de curvas de presencia hormonal en sangre y cerebro que hacen que nos comportemos de una u otra forma.

No solo es importante la cantidad de sueño o el tiempo que duremos durmiendo, sino que hay algo mucho más importantes aun y es la calidad del sueño que se tenga. Y esta última va ligada la cantidad de sueño REM que se tenga o el grado de profundidad que se logre en el sueño.

Hay muchos eventos que se suceden en nuestro cuerpo físico mientras dormimos.

Necesitamos dormir para pensar claramente, reaccionar rápido y asentar nuestra memoria. De hecho, los procesos del cerebro que nos ayudan a aprender y recordar son especialmente activos mientras dormimos. Eso quiere decir que nuestro cerebro aprovecha nuestro sueño para reiniciar su capacidad de asimilación y organización de información recogidas durante la vigilia, hace nuevas conexiones dendríticas y pasa a guardar en la memoria biológica lo experimentado.

Dormir es importante para una buena salud. Los estudios demuestran que no dormir suficiente o tener una mala calidad de sueño, incrementa el riesgo de hipertensión, enfermedad cardíaca y otras enfermedades. Muchos estudios sobre insomnio así lo demuestran.

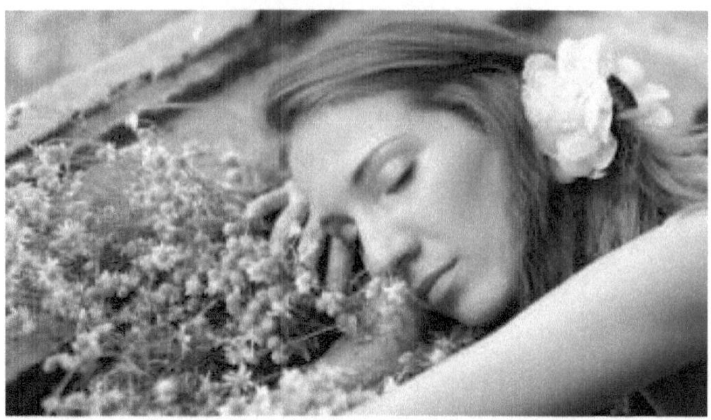

Además, durante el sueño, nuestro cuerpo produce determinadas hormonas; por ejemplo, dormir profundamente desencadena mayor liberación de hormona de crecimiento. Otros tipos de hormonas se liberan durante el sueño para ayudar a combatir las infecciones. Por eso dormir bien ayuda a evitar enfermedades y mantenerte sano. En realidad, en el periodo del sueño el cuerpo libera hormonas que afectan al uso que el cuerpo hace de la energía, y se sigue quemando calorías si durante el día hemos estado en actividad física aeróbica.

Así la gente que duerme menos es más propensa a ser obesa, desarrollar diabetes o preferir alimentos muy calóricos y ricos en carbohidratos. Que le pasa a nuestra conciencia si su software o herramienta principal que es la mente y su hardware que es el sistema nervioso en su totalidad se encuentra atiborrado de información no procesada, ese día no hay una buena respuesta a los estímulos externos, el tono vital se baja, las defensas están sin control, la emocionalidad no es la mejor y sobreviene los desajustes a la salud y sobreviene tarde o temprano la enfermedad.

CONSEJOS PRÁCTICOS PARA PREPARARNOS PARA TENER UN SUEÑO PLACENTERO

1. COMO TENGAMOS EL DÍA ASÍ SERÁ LA NOCHE. Para nadie es un misterio que muchas veces en la noche terminamos soñando en continuidad lo que ha sucedido en vigilia, llevar las preocupaciones, extenderla y proyectarlas a la hora de dormir no es una buena decisión y muchas veces no tenemos herramientas para apagar ese sector de nuestra mente.
No es fácil, pero nada imposible que no se logre con la práctica diaria. Higiene mental el hacer conciencia de lo que nos molesta, ayuda no solo a ubicar la emoción implicada en este "anclaje" si no que nos ayuda a traer del mundo de los sueños muchas veces la solución a nuestros inconvenientes más complicados. Muchos descubrimientos y soluciones a grandes problemas se han solucionado después de un buen sueño.

2. APRENDER A REINICIAR NUESTRAS GLÁNDULAS INTERNAS. Levantarse temprano y ver los primeros rayos del sol como consecuencia natural trae toda una cascada de eventos biológicos del cual no se tiene conciencia y por lo tanto ni idea

de lo realmente acontece en nuestro fuero interno, que pasare a enumerar someramente, el llamo reloj biológico son mecanismos internos que le permite entrar en armonía con su entorno, y un conjunto de funciones biológicas que están vinculadas al ritmo de la vida de la especie. Es un programa biológico inteligente, por ejemplo, los ritmos del hambre o sueño, del control de la temperatura corporal, la subida metabólica de las hormonas, el ritmo del metabolismo de los carbohidratos etc. Y para esto solo basta mirar 10 minutos al sol por las mañanas temprano. Tomar baños de sol y la consecuente formación de vitamina D3 está relacionado con los trastornos del sueño, el déficit de vitamina D3 produce somnolencia diurna y predisposición de aparición de dolores nocturnos y ambos efectos del déficit de vitamina D3 van en contra de una calidad de sueño adecuada.

3. APRENDER A BAJAR LA TEMPERATURA DEL CEREBRO. Esto puede ser controversial y muchas veces pasa desapercibido por lo obvio y sencillo, por no ser sofisticado mis colegas no lo prescriben, bueno no todos, y esto como las recomendaciones de las abuelas no deberían ser vistas por encima del hombro. En el cuerpo físico del humano existen dos órganos que deben estar 2 grados centígrados por debajo de la temperatura corporal general, son los testículos en los varones y el cerebro de la especie humana, aquello de mantener la cabeza fría ante las situaciones difíciles es totalmente cierto en este caso.

Poner 1 cubo de hielo en la base del cráneo crea unos eventos vasculares locales que llevan a relajar la mente y crear esa sensación de relax que necesitamos para dormir. Lo otro que sirve mucho es poner una toalla húmeda fría en el bajo vientre durante 1 hora es suficiente para hacer polaridad de temperatura con el polo superior (cabeza) y conseguir el mismo efecto de los cubitos de hielo, hoy se sabe que el colon es el segundo cerebro del cuerpo humano por la red nerviosa tan extensa y densa que hay en este órgano la segunda después del cerebro, y la gran cantidad de neuropéptidos que ahí se producen y la relación moduladora neuro-inmunológica del colon.

4. TOMAR ALIMENTOS QUE FACILITEN EL SUEÑO. Es de todos conocidos que somos lo que comemos, de hecho, los alimentos ricos en triptófano y los precursores de la melatonina y los minerales y vitaminas que ayudan a la producción de esos neurotransmisores que ayudan al relax y a la inducción del sueño. Los plátanos, los huevos, los lácteos y la soya son alimentos ricos en triptófano, los frutos secos ricos en melatonina o sus precursores como las nueces, almendras, cacao además los frutos secos son ricos en vitamina B6 8Piridoxina), magnesio y calcio que sirven de cofactores para la producción de L-dopamina que van a ayudar a conciliar el sueño.

5. EVITAR PRACTICAR EJERCICIO INTENSO ANTES DE ACOSTARSE. El deporte genera endorfinas que pueden dificultar el conciliar el sueño de forma inmediata, por lo que no está recomendado a partir de las 8 pm. Sí está indicado durante el día, ya que la actividad física moderada ayuda a estar en forma y a dormir mejor. 40 minutos mínimo es suficiente para inducir y entrar en la curva de la "quema" de adrenalina diaria que debemos gastar.

6. CREAR UN AMBIENTE ADECUADO PARA DORMIR. Una habitación ordenada y limpia una temperatura adecuada alrededor de los 20 grados centígrados, y en total oscuridad, es el estímulo ideal para la segregación de la hormona de la oscuridad, la melatonina que según a los crono-biotipos que corresponda, así será la curva de concentración de melatonina en la sangre, si se es Madrugador, trasnochador o intermedio. Cada persona pertenece a alguno de estos crono- biotipos en función del sueño. Y este hábito lo regula la melatonina, una hormona que se libera en la oscuridad y que se encarga de sincronizar las funciones de nuestro organismo, de nuestro reloj biológico. La producción de melatonina empieza a aumentar cuando se inicia la disminución de luz ambiental y alcanza un pico máximo entre las 2 y las 4 horas. Es lo que se denomina ritmo circadiano de la melatonina. La capacidad de producir esta hormona va dismuyendo con la edad.

¿Cómo actúa la melatonina?
La melatonina que libera la glándula pineal es segregada al torrente sanguíneo, llegando a todas las células de la economía en una curva de concentración en 24 horas.

"Llega a todas las partes del organismo casi al mismo tiempo y cuando se alcanza el pico máximo, por ejemplo, a las 3 am de la madrugada, es como si se pusiera a cero el reloj de todas las células del organismo para que cuenten 24 horas hasta el día siguiente que llegue el siguiente ciclo. En conclusión, necesitamos tanto el estímulo lumínico como también el estímulo de oscuridad para reiniciar toda la cascada hormonal que controla la melatonina.

7. EVITAR LA CONTAMINACION LUMINICA. La contaminación lumínica de nuestras ciudades afecta a nuestra salud. El ciclo de producción de melatonina se retrasa porque en todas nuestras ciudades tenemos una iluminación brutal. En la calle, en casa, tener la televisión encendida hasta tarde…todo eso bloquea la producción de melatonina. Generar menos y más tarde de lo que debemos provoca que se desajusta nuestro reloj biológico y por tanto la sincronización en el funcionamiento de nuestro organismo. A la hora de dormir es cuando muchas veces nos ponemos a ver televisión o contestar los mensajes de las redes sociales, nada más dañino para el proposito de dormir, que esta luz azul o la luz blanca de la modernidad, cuan gallinas en galpón de engorde, no

nos deja producir la suficiente hormona de la oscuridad, la melatonina. Lo anteriormente explicado. Así que fuera de nuestra alcoba todos estos aparatos prendidos. Nada de luz azul. Amenos que tengas gafas especiales para neutralizar los efectos de la luz azul o simplemente dejar sin luz la alcoba, usted decide. Se dice que un déficit de 2 horas diarias de sueño desde hace más o mens 60 años, dormimos poco, nos acostamos tarde, tenemos un trastorno de melatonina y eso se manifiesta lentamente en la aparición de una gran cantidad de enfermedades que antes no eran tan frecuentes; verbigracia, las enfermedades mentales como la depresión y las crisis de ansiedad y el suicidio.

8. ESTABLECER RUTINAS POSITIVAS ASOCIADAS AL SUEÑO. Intentar ir a la cama siempre a la misma hora y después de una ducha con agua templada o mejor fría, son hábitos saludables que ayudan a preparar la mente para el reposo. El enfriamiento del cuerpo ayuda a conciliar el sueño. Ya sea de forma directa con el baño frio o la forma indirecta después de un baño templado, para un posterior enfriamiento compensatorio.

9. ASOCIAR MENTALMENTE CAMA Y SUEÑO. Es importante no utilizar el dormitorio como lugar de trabajo o para realizar actividades que no estén relacionadas con el descanso. Con respecto al sexo hay una tipología de personas que después del sexo quedan activos, les equivale a hacer ejercicios antes

de ir a la cama y otros que les produce lo contrario, relax que induce al sueño. Estos es individual y se debe a hábitos adquiridos; se dice que la mente es tan rutinaria que vasta repetir 40 días seguidos algún evento para que la mente lo convierta en habito. Lo mismo el sueño, cuantas personas no se habitúan a su cama, colchón o almohadas que dormir en el cuarto de un hotel en sus vacaciones les cuesta dormir el primer día. Somos animales de costumbres y a veces esa costumbre no nos deja evolucionar.

10. EVITAR AL MÁXIMO LAS SUSTANCIAS QUE ACTIVAN AL SISTEMA NERVIOSO. El café, el chocolate, el té, el tabaco y muchas de las sustancias que se encuentran en los refrescos energizantes como la cafeína o la taurina son grandes estimulantes del sistema nervioso central haciendo que el sistema autónomo simpático se active y con ello toda la red de fibras nerviosas que activan la vigilia, sobre todo a la persona que es simpaticotoníca (activos reactivos), debo también decir que hay un número significativo de personas que son parasimpático tónicas (pasivas no reactivas) y son aquellas personas que tienen efecto paradójico a estas sustancias que activan regularmente, a estas personas les da el efecto contrario. Les da sueño.

UTILIZAR LA FITOTERAPIA O LAS AROMÁTICAS PARA DORMIR.

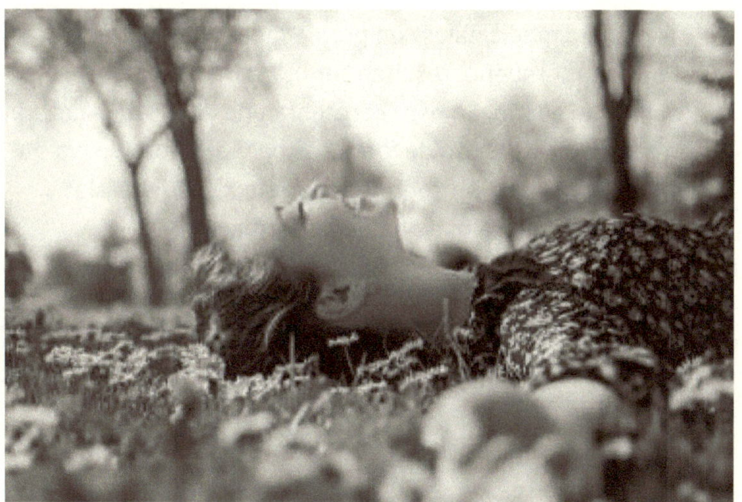

También es una costumbre arraigada en el subconsciente de las personas que tienen dificultad para dormir. Existen personas que me han mencionado la necesidad de tomarse una aspirina o un acetaminofén para dormir, cosa que no tiene nada que ver con esto de inducir el sueño, pero se habituaron a eso tan perjudicial para su salud, prefiero mil veces las plantas medicinales para tal proposito a sabiendas que hay personas que ciertas plantas adapto genas producen el efecto contrario a lo esperado. Pero este tiene una explicación científica que vamos a tratar en este artículo.

10 plantas aromáticas que ayudan a tener un sueño saludable.

Las plantas medicinales con propiedades tranquilizantes e inductora del sueño, resultan ser útiles para ayudar a conciliar el sueño. Su uso representa una alternativa natural en comparativa al uso de fármacos para el insomnio, ya que son efectivas y no presentan tantos efectos colaterales y secundarios que la mayoría de los fármacos.

Entre las principales plantas con este efecto tranquilizante, iniciador del sueño, sedantes para ayudar a conciliar el sueño tenemos, en este escrito las más estudiadas en el mundo de la fitoterapia.

MELISA O TORONJIL O BALSAMO DE LIMON (MELISSA OFICINALIS).

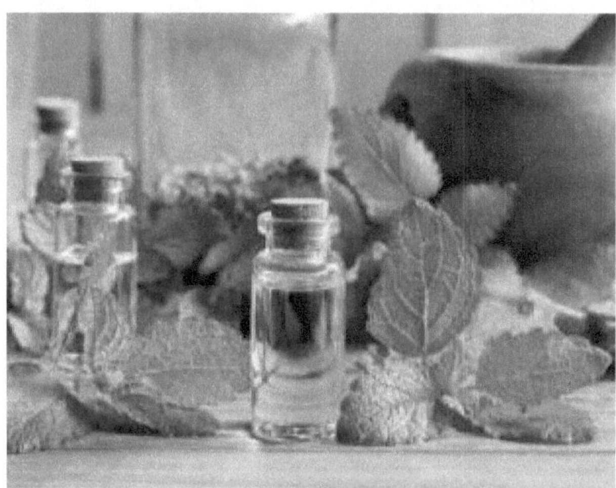

Comúnmente llamado bálsamo de limón es una planta perenne herbácea de la familia de la menta originario del sur de Europa y se ha naturalizado en todo América del norte y parte de Sur América. Tomar la infusión de esta planta una taza dos veces al día durante aproximadamente 15 días mejora la calidad del sueño en personas con insomnio, es una planta que se puede mezcla con otras plantas y hacer una aromática compleja por ejemplo con manzanilla *(Matricaria Camomila)*.

https://amzn.to/2wzFvEN

ESPLIEGO O ALUCEMA (LAVANDA LATIFOLIA).

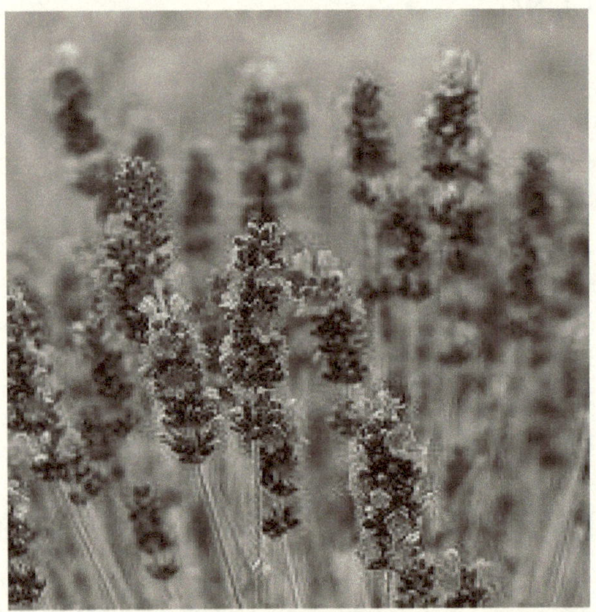

Aunque existen plantas con efectos mucho más poderosos con respecto a inducir el sueño e un planta con una afinidad y un tropismo muy marcado hacia el sistema nervioso central y los aceites esenciales de la lavanda utilizadas en aromaterapia es un sedante suave, mejor amucho el nerviosismo ligados al insomnio.

https://amzn.to/2xoCN5m

VALERIANA OFFICINALIS

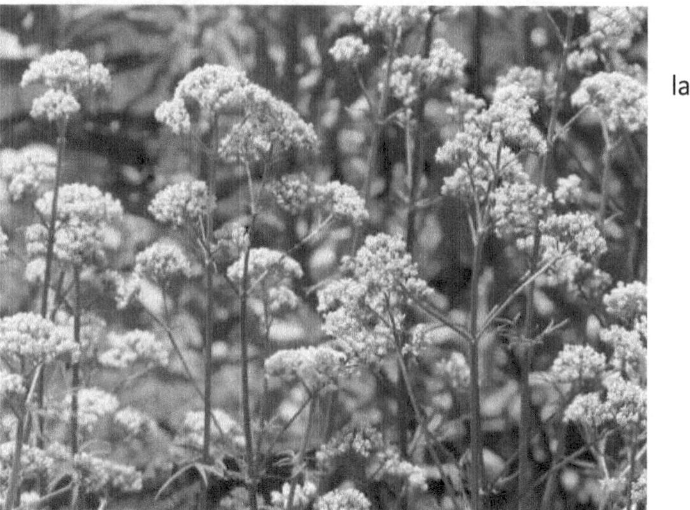

la valeriana es una de las principales plantas utilizadas para el insomnio por sus propiedades hipnóticas, la decocción de su raíz o unas 30 gotas de su extracto en proporción 1 a 1, o las capsulas de su raíz triturada y pulverizada 1 hora antes de acostarse muchas veces es suficientes para que las personas tengan un sueño feliz.

https://amzn.to/3bgwCig

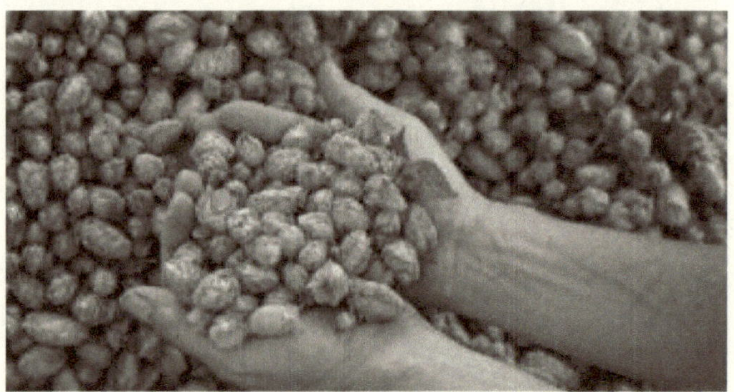

Es la planta utilizada en la elaboración de la cerveza sin el cual esta no tendría su aroma o sabor amargo, tradicional mente se hacían almohadas de esta planta para que los niños tuvieran un sueño placentero. Constituye un sedante para el sistema nervioso y se prepara 1 cucharadita por taza de agua hervida y se toma antes de dormir.

https://amzn.to/2K1Wu5O

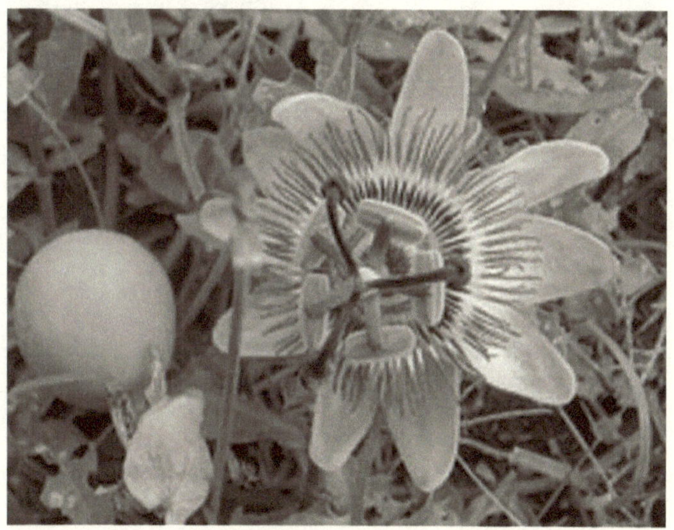

Cuando suele haber síndrome de la piernas inquietas o desasosiego en la cama antes de dormir, está indicada la pasiflora, también en los niños o ancianos con problemas del sueño, se puede usar de forma prolongada, esta planta tiene propiedades ansiolíticas, sedantes, antiespasmódicas y somníferas, por lo que es excelente para la ansiedad y no genera dependencia. También ayuda a los pacientes a mejorar la ansiedad que se ocasiona por las dietas y a los niños hiperactivos.

https://amzn.to/34tR8JZ

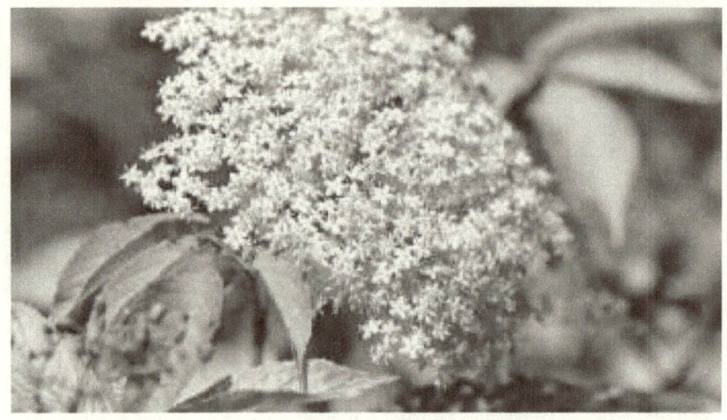

La infusión de las flores de tilo es un buen tónico nervioso con efecto sedantes y antidepresivos una infusión de sus flores ayudan muchísimo a estas enfermedades nerviosas tipo depresión, que también están ligadas al insomnio, sobre trastornos muy profundos del sueño, ayuda a descansar y obtener un sueño reparador, evita el sueño interrumpido y el despertar precoz. Se pueden tomar 3 tazas de infusión de tilo al día.

https://amzn.to/2VpqgXq

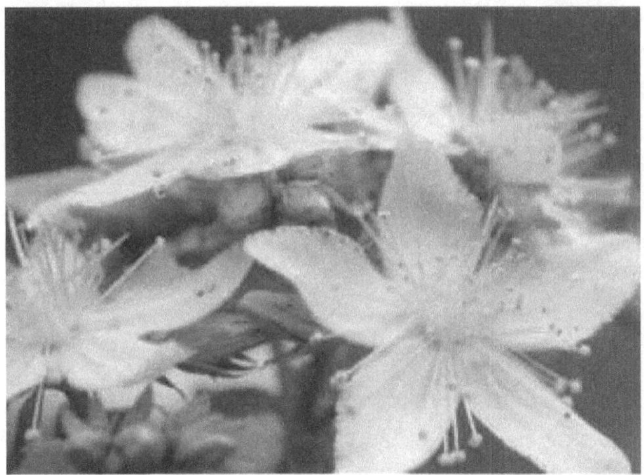

La depresión y los trastornos asociados las crisis depresivas, ansiedad y trastornos del sueño son una de las múltiples aplicaciones que tiene esta destacada planta. La infusión de las hojas de hipérico, 1 cucharadita de hojas secas por taza de agua, o una capsulas cada 12 horas son suficientes para lograr que entre unos 10 a 20 días ese efecto esperado de dormir a piernas sueltas.

https://amzn.to/2K1zKmo

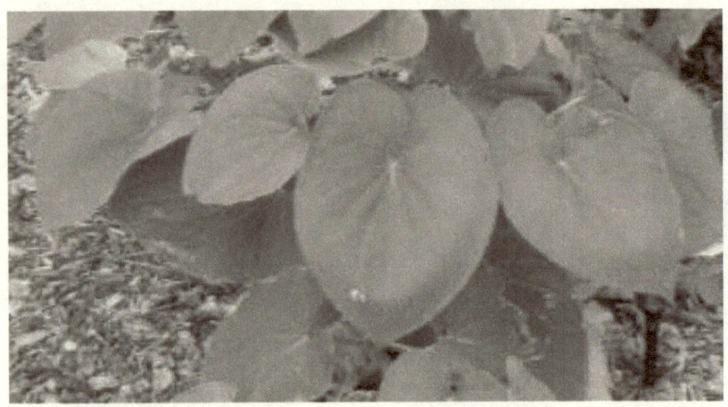

Una de las plantas que más estudios tiene en cuanto al tratamiento de la ansiedad y llama mucho la atención que no tiene los efectos colaterales de los fármacos tradicionales como la sedación ni letargo, además de no producir adicción, la kava lactonas de esta raíz tiene el mismo efecto de los benzodiacepinas a dosis bajas. 1 capsula cada 12 horas de su extracto en polvo.

https://amzn.to/2K1zKmo

AZAHAR, FLORES DE AZAHAR

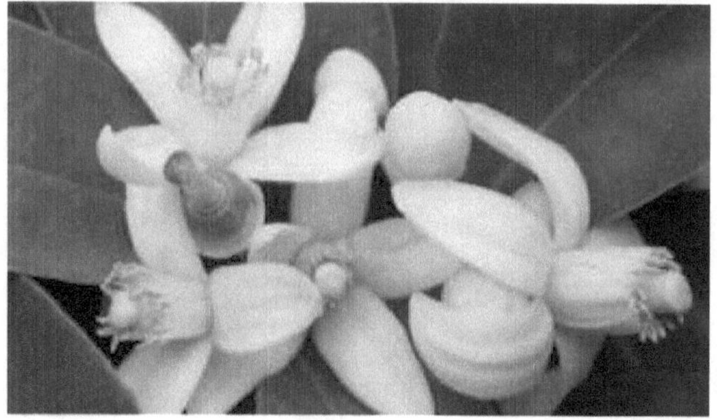

La flor del naranjo son de color blanco y tiene un aroma muy perfumado con esta hermosa flor se pueden preparar una infusión o una tintura una miel de azahar, tiene efectos tranquilizantes, taquicardias nerviosas, y opresión en el pecho de mismo origen.

https://amzn.to/2K1zKmo

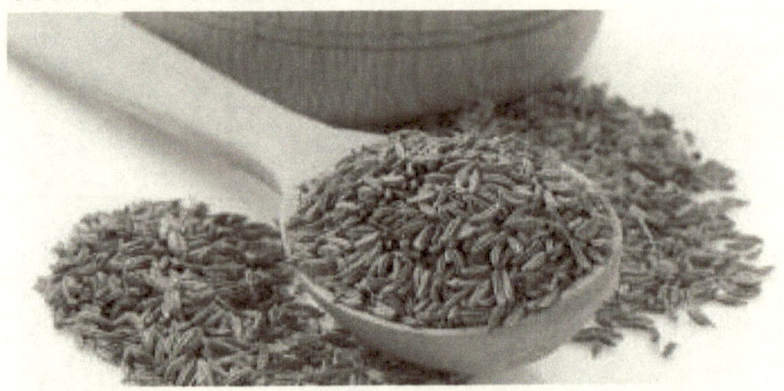

Esta semilla aromática utilizada en la culinaria como especia, tiene efectos carminativos, pero también se utiliza en infusión en los trastornos del sueño, el aceite esencial de este condimento tiene propiedades tranquilizantes y ligeramente somnífera. Es un regulador hormonal.

https://amzn.to/2V3GXZp

COMO HACER UNA INFUSIÓN.

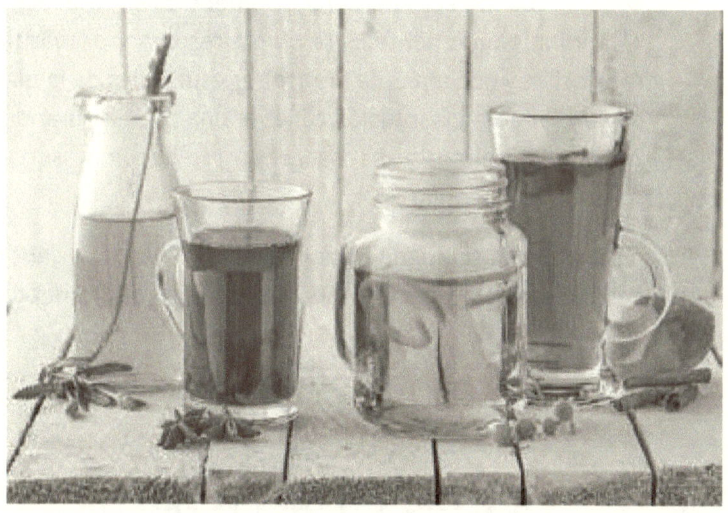

Hay muchas formas de preparar una infusión de plantas aromáticas, la infusión busca un objetivo primordial y es aprovecharnos de los aceites esenciales de las hojas y flores de las plantas por ese motivo no se debe dejar hervir por largo tiempo, porque estos aceites son muy volátiles y se evaporan con mucha facilidad y no se obtendría el efecto adecuado. Las infusiones por lo regular se realizan con las hojas y flores frescas o recién cortadas, cuando las hojas están secas lo mejor es hidratar ante de poner a hervir. Es importante saber que el agua se deja estar en punto de ebullición, este varía según la altitud en que usted se encuentre.

Cuando esto suceda y comience a ebullir el agua debe apagar el fuego, echar las hojas o las flores o ambas y tapar y dejar reposar cuando este tibio o frio se debe colar para luego tomar inmediatamente. Si se quiere reservar por más tiempo la infusión y no se pierda los aceites esenciales de la planta, sugiero añadir a la infusión caliente una copa de brandy o de ron y luego se tapa y se reserva. Y así se puede preservar la infusión hasta 8 días.

 Esta infusión se puede tomar caliente o fría, darle sabor a otras mezclas y recetas o mezclarse con otras aromáticas.

https://amzn.to/2V56i52

10 flores que usted puede usar en su habitación para obtener un sueño muy tranquilo.

El uso de plantas en las habitaciones siempre ha sido controversial por aquello de la respiración vegetal que consume O2 y produce CO2 o gas carbónico, que es la fase aeróbica de las plantas que realiza por las noches, lo contrario a la fotosíntesis que al consumir luz solar con la consecuente producción y expulsión de O2. Claro que eso siempre dependerá del tamaño de la plata y de la habitación que se comparta con estos elementos vegetales y del cuidado personal que cada uno le da a su jardín y a sus plantas de uso personal.

A pesar de este inconveniente algunas plantas nos regalan sus mas deliciosos aromas y las sustancias llamadas feromonas, que bien vale la pena tener unas de estas plantas vivas en nuestra habitación, por cuanto que estas sustancias que expele la flor de las plantas para atraer a sus polinizadores consuetudinarios, tienen un efecto maravilloso en nuestro sistema nervioso central por su efecto sutil pero eficaz inductor del sueño.

Hay grandes relatos, cuentos y fabulas haciendo alegorías al poder de dormir debajo de un árbol y quedarse totalmente dormido. He aquí una reseña sucinta de las 10 flores que inducen un buen sueño:

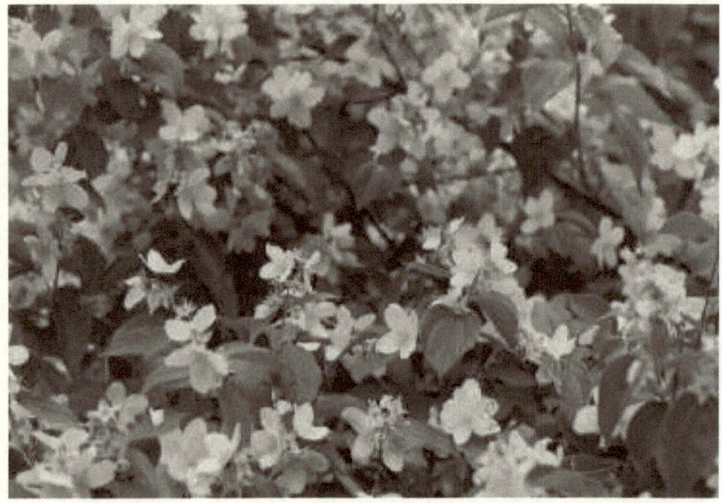

Esta exótica y hermosa flor tiene el poder de suavizar nuestro humor calmar nuestros nervios y hay estudios que demuestran sus maravillosos efectos ansiolítico e inductor del sueño con muy buena calidad, profundo y relajado y con un despertar lucido, mente despejada y descansada, por eso ocupa el primer lugar de las flores que inducen el sueño y que usted puede tener en casa con seguridad.

https://amzn.to/34ywHeJ

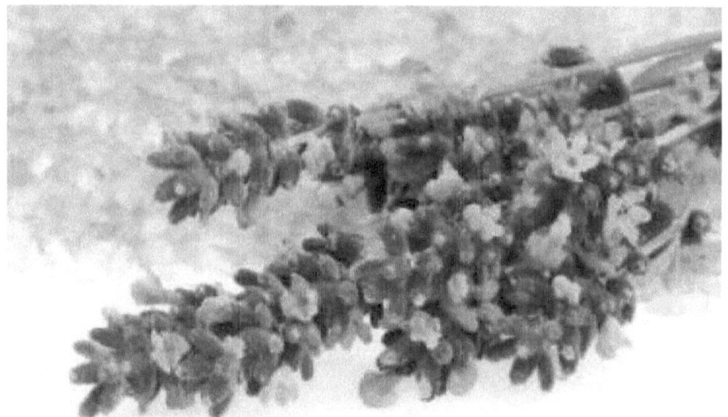

De nuevo esta maravillosa planta con sus flores de color violeta nos recuerda el chacra de la frente como diciéndonos donde realiza su maravilloso efecto relajante, reductor del llanto de los niños y del estrés de la madre o el llanto desconsolado por la pérdida de un ser querido, haciéndola eficaz en los duelos, donde sus olor fresco es realmente relajante y envolvente, es una gran cicatrizador de heridas físicas y emocionales gracias a sus aceites esenciales que lo ha demostrado por eras, utilizado en aromaterapia para calmar el dolor y las contracturas musculares lo que lo hace ideal para las personas estresadas y cansadas por el acontecer cotidiano.

https://amzn.to/3birz1b

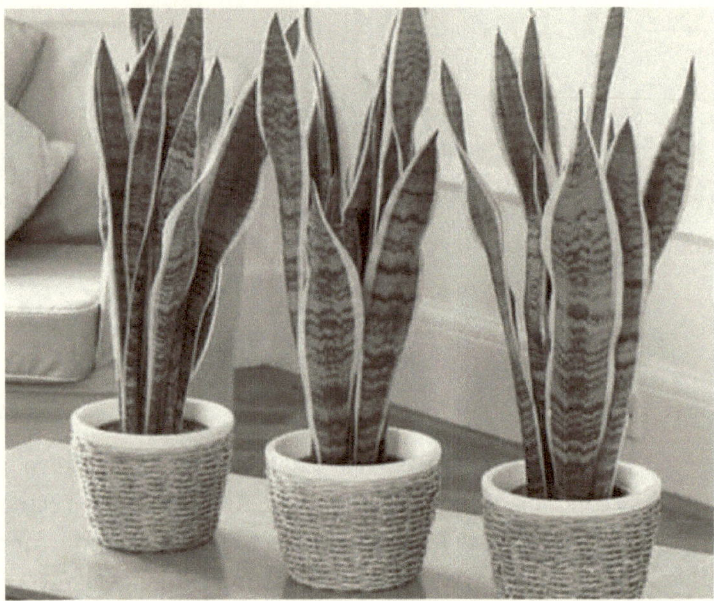

Este nombre sugestivo no tiene nada que ver con lo beneficioso de tener esta planta en nuestro hogar y jardines y por supuesto nuestra habitación. Es una de las plantas recomendadas por OMS, como purificador de aire natural ya que borra del ambiente sustancias toxicas que toda gran ciudad produce como, por ejemplo, el formaldehído, el tricloroetileno y benceno que son sustancias emitidas por la quema de gasolinas plásticos y fermentos de alimentos vegetales, que resultan tóxicos para el sistema nervioso y nuestra salud en general.

Además, es una planta que en horas de la noche toma CO2 o gas carbónico y lo convierte en O2 Oxigeno haciendo nuestros recintos mucho mejor oxigenado.

Siempre deberíamos tener esta maravillosa planta en nuestro hogar.

https://amzn.to/2xulWhB

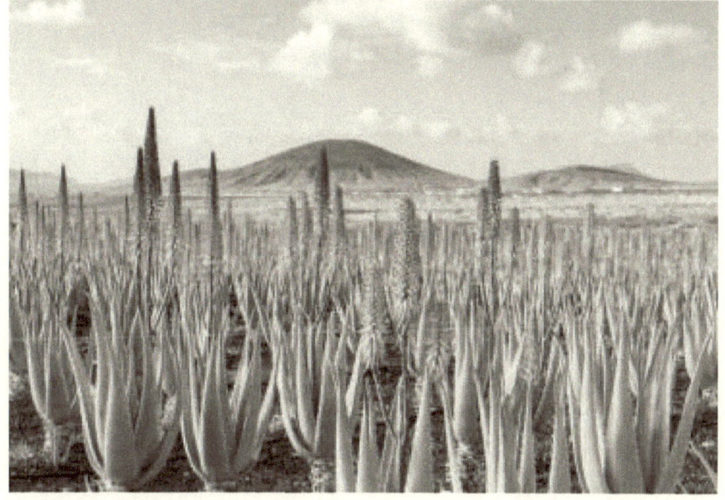

La planta de la inmortalidad le llamaban los egipcios a esta maravillosa creación de Dios, no solo por sus múltiples propiedades curativas e incluso propiedades mágicas; lo que si se puede dar fe con evidencia científicas es que al igual que la lengua de suegra purifican el ambiente, producen oxigeno por las noches oxigenando las habitaciones y hay una particularidad con su flor, según la elixirterapia de flores de Bach, es la flor de la convalecencia por excelencia ya que a su bien ganada fama de ser la planta de la inmortalidad, nos regala su vitalidad y su energía de regeneración. Si sufre de insomnio por cansancio o su despertar es como si no hubiese dormido nada esta planta le ayudara sustancialmente.

https://amzn.to/34xq3FH

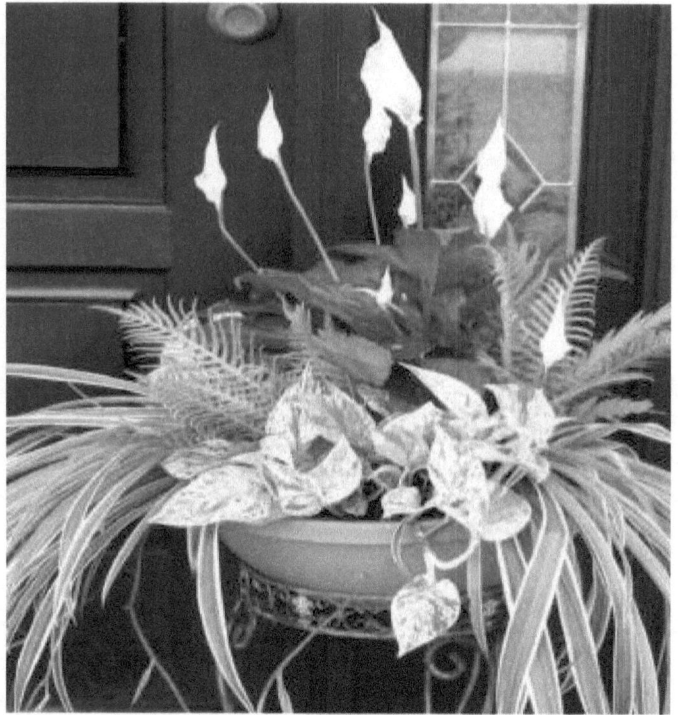

Esta es otra de las plantas recomendadas por la NASA para reconstituir la contaminación del planeta por sus efectos trasformadores de CO_2 en oxígeno y de tener la capacidad de neutralizar esas sustancias del aire que nos afecta la salud y nos intoxica. Ayuda a detener la creación de partículas bacterianas y mohos en el aire, ya que la misma absorbe estas partículas. Ayuda notablemente a descansar mejor. Sus efectos relajantes se demuestran en la mejora en la calidad del sueño después de incluir un Lirio de la Paz en el espacio.

Sus flores son de diferentes colores la mas conocida es la flor blanca.

https://amzn.to/2Vpdet1

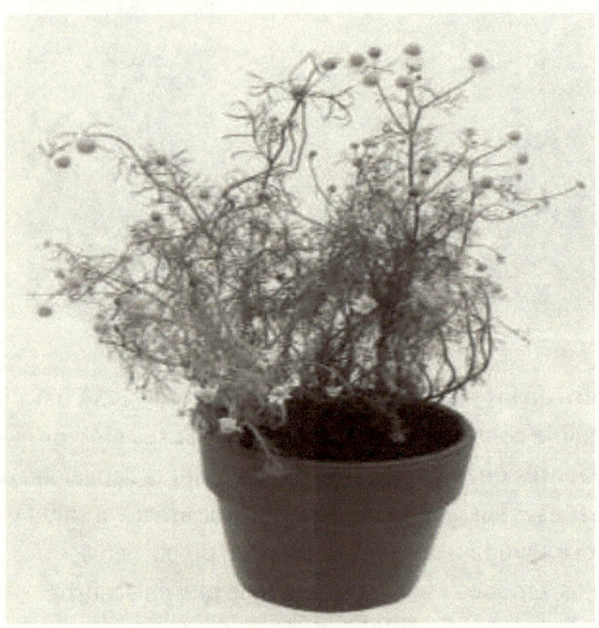

De nuevo la manzanilla sale a poner sus esencias y su aroma tranquilizante en las habitaciones de bebes que despiertan

mucho por las noches y despiertan en llanto inconsolables y
que solo cargándolos o sacándolos de la cuna se quedan
quietos, tiene el poder de relajar la mente y apaciguar los
ánimos exaltados de una noche de insomnio después de un
disgusto o una emoción fuerte. Al igual de la bebida
aromática caliente de estas flores, también se puede tener en
una maceta cerca de la ventana y que circule viento, nos
puede llevar a un viaje placentero al mundo de los sueños.

https://amzn.to/2V5pPm9

ROMERO

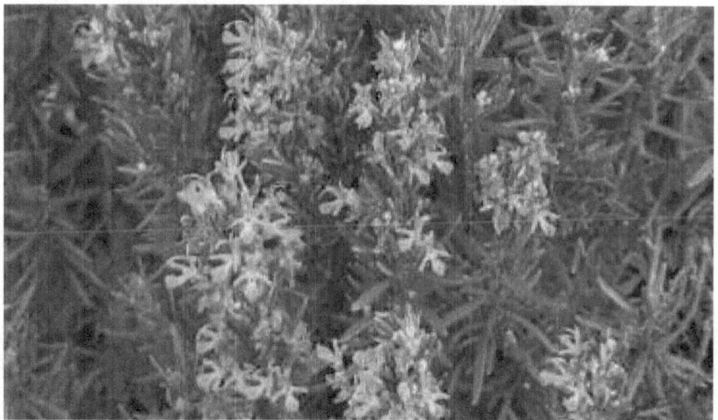

El fuerte y penetrante aroma de esta planta y el aroma más
marcado cuando florece tiene el poder de combatir la falta
de sueño y sus efectos en las personas mayores y los de la
tercera edad, que generalmente se aíslan en su mundo, que
tienen mal genio, son huraños y casi siempre de mala

memoria y circulación sanguínea deficiente. Ayuda a las personas a sentirse cálidas y felices en sus cuerpos físicos, para aprender a comunicarse de forma positiva y salir del aislamiento. La esencia favorece el estado de alerta, la claridad mental y aumenta la vitalidad y la clarividencia.

https://amzn.to/3a1gP5z

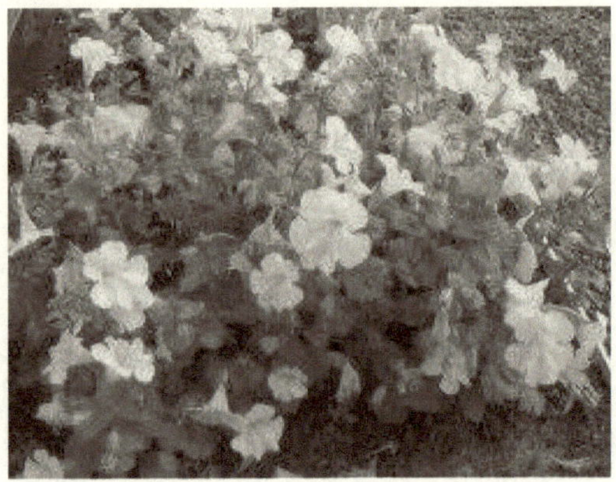

Si usted es una persona con fobias y es temeroso de lo conocido y por eso le da dificultad dormir, verbigracia la pandemia, a estar enfermo o quebrado económicamente y esto no lo deja dormir, usted necesita de la presencia de esta flor en su vida, no solo en su habitación, si no también en esencias floral ojalá con la combinación de otras esencias florales que su médico alternativo le sabrá prescribir. *"Esta flor en su estado negativo es la que rige los miedos cotidianos que vive el Ser Humano en su día a día. Es la persona que sufre constantemente atemorizada por el miedo: miedo a la*

pérdida de empleo, miedo al dolor, miedo a la pérdida de un familiar o su pareja, miedo a quedarse sin dinero, miedo a hablar en público". Según el Dr. Eduard Bach

https://amzn.to/2K0ZgYV

https://amzn.to/2VoAhUO

VERBENA

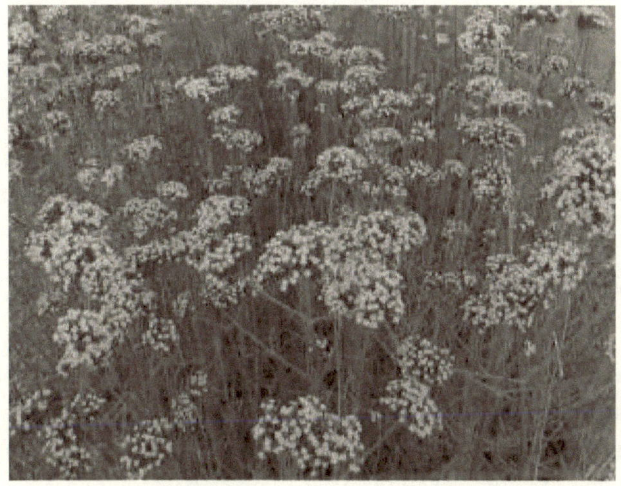

Esta flor ayuda a calmar el insomnio ocasionado por la inhabilidad de poderse desconectar la mente excitada y el entusiasmo excesivo. Para los niños hiperactivos que a la hora de dormir se activan de nuevo y están brincoteando por ahí. También es la planta para las mascota activas y ansiosas.

https://amzn.to/3a6SawC

https://amzn.to/2wC2z5H

OLMO

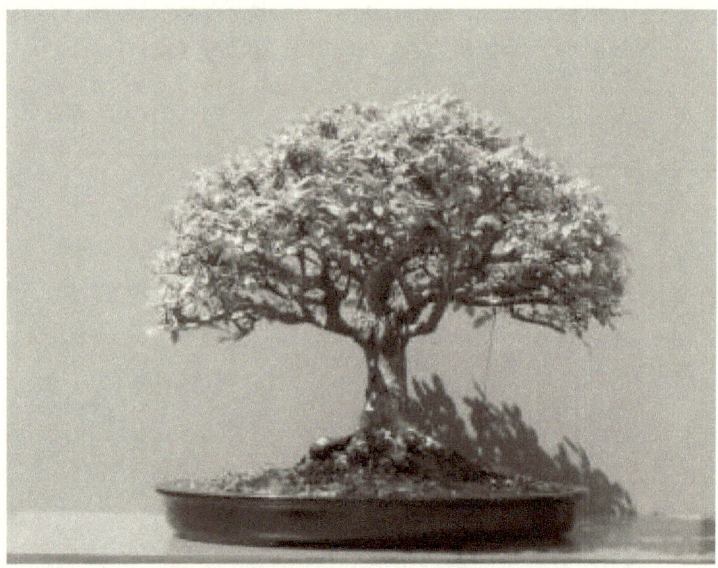

https://amzn.to/2VwqrQS

Un bonsái de olmo florecido siempre será bienvenido en la habitación de las personas que llevan trabajo a sus habitaciones o las que les preocupa excesivamente por su trabajo, no se pueden despegar de su trabajo, aun en el sueño siguen trabajando y se despiertan como si hubiesen seguido trabajando mientras dormían. Es importante bajar las cargas una o dos horas antes de ir a dormir y el olmo es especialista en quitar la abrumadora carga y minimizar sus efectos. O si no tienes la posibilidad de un bonsái de este maravilloso árbol pueden aplicar unas gotas de su esencia floral en un nebulizador de agua y aspirar durante 1 hora en su habitación, es válido también para las otras flores que hemos mencionado en este escrito.

https://amzn.to/2V6U9Nh

EPILOGO

Podríamos seguir hablando por largo tiempo de todo lo que nos ayuda a dormir de una forma tranquila, relajada como si fuésemos bebes recién nacidos, pasamos el 30 % de nuestras vidas durmiendo y esto debe tener un gran proposito biológico, existencial y trascendente; es tan importante para el cuerpo físico como para la mente y la conciencia, esta etapa del día que nos desequilibra el no hacerlo. Podríamos decir que la etapa del sueño es el tiempo necesario para tornar a la coherencia y la unión mente, cuerpo y espíritu de una manera natural. Que los sucedáneos fármacos sintéticos pueden "dopar" o producir un sueño igual de sintético y creado artificialmente, que dudo que estos pacientes puedan disfrutar de una buena calidad de vida.

Estos consejos de salud y estas recomendaciones nunca van a sustituir una consulta médica, y mucho menos a sustituir ningún tratamiento prexistente, pero si ayuda a informar que ha alternativas naturales y sencillas como para iniciar a conocer las posibilidades alternas que nos pueden ayudar a tener una buena cantidad y calidad de sueños saludables.

Gracias por leer. Comparte con tus amigos y familiares.